TRAITEMENT

DES

MÉTRITES

PAR LES

LAVAGES INTRA-UTÉRINS

PAR

Le Dr J. JÉSUA

DE LA FACULTÉ DE MÉDECINE DE PARIS
ANCIEN INTERNE A L'HOPITAL DE ROTHSCHILD
ANCIEN EXTERNE DES HOPITAUX
MÉDAILLE DE BRONZE DE L'ASSISTANCE PUBLIQUE

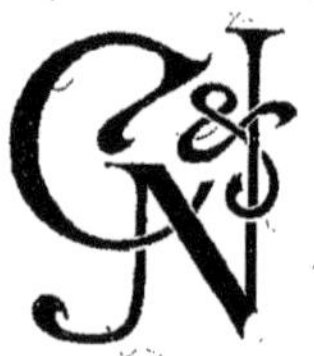

PARIS
GEORGES CARRÉ ET C. NAUD, ÉDITEURS
3, RUE RACINE, 3

1899

TRAITEMENT

DES

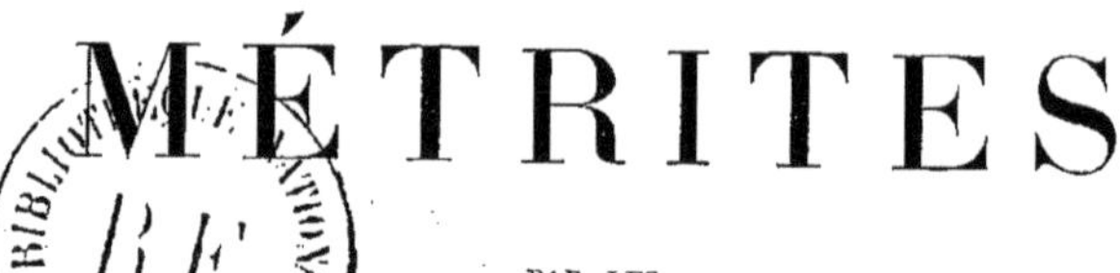

MÉTRITES

PAR LES

LAVAGES INTRA-UTÉRINS

PAR

Le Dr J. JÉSUA

DE LA FACULTÉ DE MÉDECINE DE PARIS
ANCIEN INTERNE A L'HOPITAL DE ROTHSCHILD
ANCIEN EXTERNE DES HOPITAUX
MÉDAILLE DE BRONZE DE L'ASSISTANCE PUBLIQUE

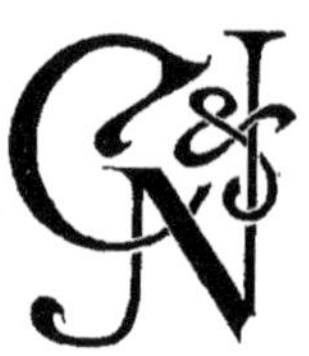

PARIS
GEORGES CARRÉ ET C. NAUD, ÉDITEURS
3, RUE RACINE, 3

—

1899

A MON PRÉSIDENT DE THÈSE

Et très cher MAITRE

M. LE PROFESSEUR PAUL BERGER

PROFESSEUR DE CLINIQUE CHIRURGICALE A LA FACULTÉ
CHIRURGIEN DE L'HOPITAL DE LA PITIÉ
MEMBRE DE L'ACADÉMIE DE MÉDECINE
CHEVALIER DE LA LÉGION D'HONNEUR

A

MONSIEUR LE DOCTEUR A. WEILL

MÉDECIN EN CHEF DE L'HOPITAL DE ROTHSCHILD

MÉDECIN DE LA COMPAGNIE DU NORD

CHEVALIER DE LA LÉGION D'HONNEUR

Hommage de reconnaissance

AVANT-PROPOS

Dans le courant de nos études, les questions ayant trait à la gynécologie sont de celles qui nous ont le plus intéressé. Parmi elles, le traitement des métrites nous a paru un des points les plus controversés et ayant donné lieu à un très grand nombre de méthodes. C'était là une preuve de la ténacité de cette affection et des difficultés qu'on rencontre pour la combattre.

Nous avons pu voir et suivre dans le service de notre maître M. le Pr Berger le traitement par les lavages intra-utérins; nous l'avons appliqué nous-mêmes depuis deux ans à l'hôpital de Rothschild: c'est le résultat de ces observations que nous apportons aujourd'hui et qui fait l'objet de notre thèse inaugurale.

Avant d'aborder notre sujet, nous sommes heureux de remplir un devoir de reconnaissance envers nos maîtres :

M. le Pr Hayem nous a fait l'honneur de nous accepter comme externe. L'année que nous avons passée dans son service si actif de l'hôpital Saint-Antoine a été des plus fructueuses ; il nous a donné de nombreuses marques de sympathie et d'intérêt ; nous lui adressons l'expression de nos sentiments reconnaissants.

M. le Pr agrégé Poirier nous a fait l'honneur de nous admettre pendant deux ans dans son laboratoire, alors qu'il remplissait si brillamment les fonctions de chef des travaux anatomiques à la Faculté ; qu'il veuille bien recevoir ici l'hommage de notre profonde gratitude.

Nous remercions vivement M. le Pr agrégé Ballet, qui nous a permis de nous familiariser avec l'étude des maladies nerveuses pendant l'année d'externat que nous avons passée dans son service.

Que MM. les Prs agrégés Lancereaux, Monod, M. Sée, Walther, Bar, Bonnaire, Lepage et Legueu veuillent bien agréer le témoignage de toute notre reconnaissance.

Notre cher et vénéré maître, M. le Pr Berger, nous a admis deux fois à l'honneur d'être son élève ; c'est un titre dont nous sommes fier ; il nous a toujours porté un grand intérêt et constamment témoigné sa bienveillante sympathie ; c'est avec un sentiment de profond respect que nous adressons à ce maître cher et aimé l'expression d'une inaltérable reconnaissance.

Notre bien cher maître, M. le Dr A. Weill, nous a accueilli avec une grande bienveillance ; pendant les deux années que nous avons eu l'honneur d'être son interne, il n'a cessé de nous prodiguer les marques d'intérêt et de sympathie ; il nous a été donné de mettre à profit sa vaste expérience et son lumineux sens clinique ; c'est avec un vif regret que nons avons vu approcher le moment qui nous sépare de son précieux enseignement : avant de le quitter, nous tenons à lui affirmer l'étendue de notre reconnaissance et de notre dévouement.

Nous devons encore des remerciements à M. le Dr Reblaub, pour les conseils qu'il nous a donnés et pour son empressement à mettre à notre disposition les matériaux qu'il possédait sur le sujet de ce travail.

INTRODUCTION

Nous diviserons cette étude sur le traitement des métrites par les lavages intra-utérins en huit chapitres comprenant :

I. *L'historique de cette méthode.*

II. *Le manuel opératoire que nous avons employé et qui nous paraît être le plus pratique.*

III. *Les effets des lavages intra-utérins.*

IV. *Les indications de ce mode de traitement dans les différentes variétés de métrites.*

V. *Les contre-indications aux lavages intra-utérins.*

VI. *Les résultats que nous avons obtenu par l'application de cette méthode.*

VII. *Les observations inédites et la statistique des* 129 *cas de métrite traitées par les lavages intra-utérins.*

VIII. *Les conclusions que nous avons cru devoir tirer de notre travail.*

TRAITEMENT DES MÉTRITES

PAR LES

LAVAGES INTRA-UTÉRINS

I

HISTORIQUE

Le traitement des métrites par les lavages intra-utérins est de date récente ; c'est depuis une vingtaine d'années en effet, que les accoucheurs et les gynécologistes se sont décidés à injecter abondamment des liquides modificateurs dans la cavité utérine et cependant cette pratique était connue de tout temps. Hippocrate lui-même la conseille dans les cas de retention placentaire.

Des tentatives très discrètes et très timides ont été faites au siècle dernier et dans la première moitié de ce siècle. mais les résultats ayant été peu favorables, quelques cas de mort ayant été constatés, la méthode tomba dans un grand discrédit; elle ne devait se relever qu'avec l'ère de l'antisepsie. C'est alors que de nouveaux essais furent tentés à l'étranger, en Allemagne et en Angleterre surtout. Différents liquides furent employés; les uns en ont injecté de petites quantités, d'autres firent de grands lavages. Malgré le grand nombre de travaux que la méthode a suscité et bien qu'admise aujourd'hui presque sans conteste par tous les gynécologues, toutes ses indications ne sont pas encore bien établies.

Nous nous proposons de faire l'historique de la méthode en élaguant autant que possible tout ce qui n'a pas trait au traitement des métrites.

En 1750 Recolin (1) présente un mémoire à l'Académie Royale de Chirurgie sur l'utilité des injections intra-utérines d'eau chaude quand il y a rétention de portions de membranes ou placentaires.

Seize ans plus tard Levret (2) les préconise dans les mêmes cas et il ajoute : « S'il y a de la pourriture, je procure sa sortie et celle du corps étranger, par le moyen des injections aqueuses faites dans la cavité propre de la matrice, et je m'en trouve très bien. ».

C'est Mélier (3) qui pour la première fois, en 1831, a nettement conseillé les injections intra-utérines dans certains cas de métrites ; mais il insiste pour qu'elles soient faites dans le col et rien que dans le col. Il est cependant permis de croire, en lisant la description de son procédé, que le liquide pénétrait dans la cavité du corps : « C'est dans cette maladie, dit-il (*métrite du col*), que les injections directes dans le col utérin m'ont paru tout à fait indiquées et j'y ai eu recours, Je me propose deux choses en les employant : de combattre l'état inflammatoires de la membrane muqueuse du col, et de le débarrasser des mucosités qui s'y amassent. Ces injections sont quelquefois douloureuses et ne doivent être faites qu'avec

---

(1) Recolin. *Mémoire à l'Acad. royale de chirurgie*, t. III, p. 202. Paris, 1750.

(2) Levret. L'art des accouchements. Paris, 1766, p. 447.

(3) Mélier. Considérations pratiques sur le traitement des maladies de la matrice. *Mémoire à l'Acad. de médecine*. Paris, 1833, p. 348, 360.

ménagement. On se sert pour cela d'une seringue à hydrocèle, terminée par une canule un peu longue, mousse en gomme élastique ; on la place à l'entrée du col, on l'y introduit même un peu et l'on pousse le liquide avec précaution et sans efforts. Il ressort à mesure, quelquefois aussi il s'y accumule en certaine quantité pour s'échapper en jet assez fort quand on retire la canule. » Ces derniers mots nous indiquent nettement que le liquide gagnait le corps de l'utérus en distendait la cavité au point de déterminer des douleurs et une fois la canule retirée s'en échappait en un jet assez fort.

En 1840 Vidal de Cassis (1) conseille, quand les injections vaginales, et les applications de topiques aux sources du mal échouent dans le traitement des « flueurs blanches », de pratiquer des injections intra-utérines ; selon lui, elles doivent être « modérées », vingt grammes de liquide au maximum ; s'il y a eu des accidents, il les attribue aux « injections abondantes » et il range sous cette dénomination celles qui dépassent une trentaine de grammes. Il insiste sur les précautions à prendre pour assurer le retour du liquide injecté : « Il est important, dit-il, que l'instrument (la canule) introduit dans le col, ne le remplisse pas en entier, afin que l'injection puisse facilement retomber dans le vagin. ».

Vingt ans plus tard, Guyon (2) publie une « Étude sur

(1) Vidal de Cassis. Essai sur un traitement méthodique de quelques maladies de la matrice. Paris, 1840.

(2) Guyon. Étude sur les cavités de l'utérus à l'état de vacuité. *Journal de la physiologie*. Paris, 1859, p. 413.

les cavités de l'utérus à l'état de vacuité ». Voilà en quels termes il parle des injections intra-utérines : « Quant aux injections intra-utérines je les ai pratiquées bien des fois et de bien des manières différentes. D'après nos expériences sur le cadavre, nous sommes disposés à croire ; 1° que les injections intra-utérines pourraient être limitées à la cavité du col ; 2° que quand on les pratique dans le corps avec les précautions indiquées, il n'y a pas pénétration dans les trompes ; cependant cette pénétration est plus facile sur le cadavre, alors surtout que l'organe est ramolli. Mais en présence des faits cliniques, et en considération des dispositions anatomiques, nous croyons que sur le vivant la communication de la cavité du corps avec le péritoine doit être empêchée par le fait de la contraction utérine et par les plis renflés que nous avons étudiés, surtout si l'injection est modérée. »

Dans la même année, BECQUEREL (1) proscrit les injections intra-utérines ; selon lui : « Tout médecin, sage et prudent, doit proscrire, d'une manière absolue, les injections intra-utérines. »

GANTILLON (2) en 1868, recommande dans les cas de catarrhe utérin, des injections avec une seringue graduée de la capacité de 4 grammes. Comme liquide il emploie successivement de l'eau chaude et une solution de nitrate d'argent à 50 pour 100. Après la première injection de

---

(1) L.-A. BECQUEREL. Traité clinique des maladies de l'utérus et de ses annexes. Paris, 1859, t. I, p. 432.

(2) GANTILLON. Du catarrhe utérin et de son traitement par les injections intra-utérines. Paris, 1868.

cette solution, Gantillon a observé chez toutes les malades de la température, des vomissements, des coliques et du ballonnement du ventre.

A la même époque, Gosselin, Huguier, Ricord et Depaul prennent part à une intéressante discussion sur les injections intra-utérines, qui eut lieu à l'Académie de Médecine. Voici quelques extraits du compte-rendu publié par le *Bulletin de l'Académie* (1) : « M. Gosselin : Ne m'étant pas trouvé là lorsque des réclamations ont été faites (sur la priorité pour les injections intro-utérines), je voudrais savoir si M. le Président a porté un jugement sur la méthode des injections intra-utérines. Il ne faut pas que l'Académie laisse passer la présentation de ces instruments sans les juger. Pour ma part, je suis de l'avis de M. Courty, à savoir que cette méthode est mauvaise ; elle est même dangereuse. On a vu de nombreux accidents suivre l'emploi des injections intra-utérines. Il y a eu un cas de mort dans le service de M. Jobert de Lamballe. Mais, en admettant même qu'il n'y ait pas de danger de mort, cette méthode, selon moi, doit être abandonnée, parce qu'elle ne donne pas de résultats, et qu'elle n'est, évidemment pas sans danger. — M. Huguier reconnaît, comme M. Gosselin, que la méthode des injections intra-uterines n'est pas sans inconvénient ; mais on ne saurait nier, dit-il, qu'en se servant d'instruments bien faits, on puisse arriver à des résultats satisfaisants. Je demande donc qu'une discussion soit ouverte à ce sujet. — M. Ricord :

(1) *Bulletin de l'Acad. de médecine.* (Discussion sur les injections intra-utérines). Paris, 1868, p. 181.

Je devais prendre la parole avant M. Gosselin, pour dire justement ce qu'il a dit, car je suis revenu sur ce que j'ai écrit dans le temps à ce sujet. Bien qu'en effet, j'aie été un des premiers à préconiser la méthode des injections intra-utérines, j'ai reconnu depuis tous les dangers qu'on courait en l'employant et j'en ai complètement abandonné la pratique. Je confesse donc à cet égard la même opinion que M. Gosselin. Si je n'ai pas pris plus tôt la parole, c'est que j'attendais que M. Depaul en eût fait le rapport dont il a été chargé à cet effet. — M. Depaul : Si je n'ai pas fait de rapport, c'est que je n'ai pas crû qu'il y eût lieu d'en faire un sur la présentation qui nous a été faite. Pour faire un rapport, il faut un travail; or, je n'ai rien vu qui ressemblât à un travail sérieux dans ce qui m'a été donné. Quand j'ai demandé des observations, on m'a répondu qu'on n'en avait pas, mais qu'il y avait là une question d'avenir. Mais celà ne me suffit pas, car au sujet des injections intra utérines, je partage entièrement les opinions de M. Gosselin et de M. Ricord. »

Contrairement à ces opinions émises à l'Académie de Médecine de Paris, Frantz Riegel, de Leipzig (1), dans un travail qu'il publie en 1869, pense que l'observation de toutes les précautions voulues rend impossible tout accident et il arrive aux conclusions suivantes :

1° Les injections intra-utérines sont sans danger pourvu qu'on observe un certain nombre de précautions sur lesquelles il insiste.

---

(1) Franz Riegel. Die intrauterinen Injectionen in der behandlung von Gebärmütterkrankheiten. *Deutches Archiv. für klinische Medicin*. Leipzig, 1869, vol. V, p. 464.

2° Redressement de l'utérus s'il y a lieu et ce par l'introduction de la sonde ;

3° Nécessité de la dilatation préalable du canal cervical et de l'orifice interne ;

4° Nécessité de débarrasser en premier lieu la cavité utérine des sécrétions qui peuvent s'y trouver.

5° Malgré les affections péri-utérines on peut pratiquer les lavages intra-utérins ; cependant dans quelques cas ils suppriment momentanément divers symptômes et deviennent par là dangereux ;

6° Température du liquide variable, selon le but à atteindre ; ordinairement température du corps ;

7° Les injections intra-utérines peuvent non seulement supprimer momentanément divers symptômes, tels que les hémorragies, mais encore, lorsque les conditions sont favorables, réussir à créer un état inflammatoire aigu, à diminuer et souvent même à guérir les affections de la muqueuse, ainsi que le tissu utérin. »

Riegel ne semble pas attacher une grande importance à la quantité de liquide à injecter ni à la façon de procéder : « Il est certain, dit-il, que quelques gouttes seulement s'attaquent mieux à l'organe préalablement débarrassé des sécrétions qu'il renfermait et qu'elles sont rapidement absorbées par les vaisseaux dont l'activité est plus grande, notamment dans le fond de l'utérus. »

J.-C. Nott (1), en 1870, emploie également les injec-

---

(1) J.-C. Nott. Médication intra-utérine. *The New-York medical Journal*, vol. XI, 1870, p. 335.

tions intra-utérines avec des substances très diverses, pratiquées au moyen d'une seringue. Il recommande beaucoup de ménager dans la pratique ces injections, surtout au début.

Il conseille de dilater préalablement le col si cela est nécessaire, car il faut assurer le libre écoulement du liquide injecté, si l'on veut prévenir des accidents; lorsque la tolérance est établie et que le libre écoulement du liquide injecté est assuré, on peut injecter une quantité plus abondante de liquide. On pratique alors l'injection avec une force plus grande et l'on substitue à l'eau salée tiède ou à la faible solution de morphine du début, une légère solution iodée, phéniquée ou autre analogue.

Courty (1) dans son traité sur les maladies de l'utérus et de ses annexes, considère les injections comme les moyens modificateurs les plus énergiques, mais aussi les plus dangereux,

Gallard (2), en 1873, fait de petites injections intra-utérines dans les cas d'accidents puerperaux et de métrorrhagies; Weber (3) de Saint-Pétersbourg, en 1875, les recommande également.

Sans être absolu, il pense qu'il vaut mieux s'abstenir d'injections irritantes dans les processus inflammatoires

---

(1) A. Courty, Traité pratique des maladies de l'utérus, de l'ovaire et des trompes, 2e édition. Paris, 1872, p. 286-289.

(2) Gallard. Leçons cliniques des maladies des femmes. Paris, 1873, p. 247.

(3) F. Weber. *Allgemeine medicinische Central Zeitung*, 1876, p. 577-580. — *Berliner klin. Wochens.*, n° 41, 11 octobre 1875, p. 555.

et chroniques de l'utérus et de ses annexes et dans les cas de fixation de l'utérus par des exsudats péritonitiques.

Demarquay et Saint-Vel (1) en 1876, jugent ainsi la méthode ; « Les avantages de la méthode des injections intra-utérines ne nous semblent pas assez considérables pour faire passer sur des dangers, surtout quand des résultats analogues peuvent être obtenus par des moyens moins hasardeux. Nos objections s'adressent à cette méthode, quelle que soit la composition du liquide ; mais les accidents péritonéaux et autres seront vraisemblablement d'autant plus intenses que les propriétés du liquide seront plus irritantes. Aussi ne nous hasarderions-nous pas à injecter dans l'utérus, pour modifier le catarrhe utérin, des solutions de tannin, d'alun, de sulfate de zinc, de sulfate de cuivre, de persulfate de fer, d'azotate d'argent, pas plus que nous n'emploierions la solution de perchlorure de fer pour modifier la cavité utérine dans la métrite hémorragique. »

La même année, tandis que Barnes (2) ne les emploie que dans les cas de métrorrhagies abondantes, Liebmann (3) encourage ses confrères à les employer couramment : « Dans ces quatre dernières années, dit-il, j'ai pratiqué beaucoup d'injections, tant à l'hôpital que dans ma clientèle privée, sans avoir eu motif de m'en plaindre.

(1) J.-N. Demarquay et O. Saint-Vel. Traité clinique des maladies de l'utérus. Paris, 1876, p. 58-60.

(2) Robert Barnes. Traduction par A. Cordes. Traité clinique des maladies des femmes. Paris, 1876, p. 454-459.

(3) Liebmann. Della medicazione intra-uterina. *Annali universali de medicina*. Milan, 1876.

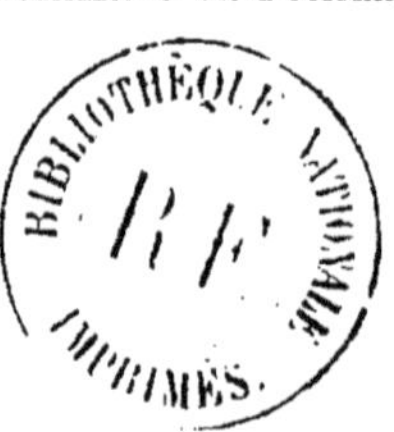

C'est pourquoi je puis en toute conscience encourager mes confrères à recourir à ce mode de traitement. »

D'une étude historique sur la question, BELTZ (1) déduit qu'il ne faut employer les injections intra-utérines que dans les cas graves d'hémorragie alors que les autres moyens ont échoué et que la santé du malade est profondément altérée.

Dans ses leçons de clinique sur les organes génitaux internes de la femme publiées en 1878, Alphonse GUÉRIN (2) recommande au contraire les injections intra-utérines astringentes ou légèrement caustiques, dans les métrites blennorragiques aigües et dans les métrites chroniques.

Le plus souvent il a recours à une solution de nitrate d'argent de 10 à 25 centigrammes pour 10 grammes d'eau.

La même année LEBLOND (3) et SCHULTZE (4) d'Iéna ont recours aux injections intra-utérines. Ce dernier décrit sa méthode devenue classique en Allemagne. Elle consiste à dilater l'utérus par le *laminaria digitata* avant de pratiquer les injections. Du reste, voici comment s'explique l'auteur lui-même. « On fait d'abord mettre la patiente dans la position du décubitus dorsal pour constater exactement et minutieusement la direction et la courbe du canal utérin, sa longueur et le calibre de son

---

(1) C. BELTZ. Notes sur les injections intra-utérines. *Union méd. et scient. du N.-O.* Reims, 1877, p. 114.

(2) A. GUÉRIN. Leçons cliniques sur les maladies des organes génitaux internes de la femme. Paris, 1878, p. 51 et 215.

(3) LEBLOND. Chirurgie gynécologique. Paris, 1878, p. 221.

(4) B.-S. SCHULTZE, d'Iéna. Die Erweiterung des Utérus durch laminaria digitata. *Centralblatt für Gynækologie*, t. II. Leipzig, 1878, p. 150.

point le plus étroit ; pour faire cela, on se sert de sondes flexibles en argent ou en cuivre et auxquelles on peut donner, en se basant sur le résultat de la palpation bi-manuelle préalablement pratiquée, la forme qui correspond à la forme du canal utérin.

Elles doivent, en outre, porter une échelle divisée en centimètres, et susceptible d'être reconnue par le doigt qui palpe.

Ensuite on fait mettre la patiente dans la position genu-pectorale et on introduit un spéculum court en forme de demi-gouttière (spéculum d'Ulrich). Cela fait, il faut de nouveau constater la direction de l'utérus, puis on fait un lavage du vagin. On choisit ensuite la tente de laminaria dont la longueur et la grosseur correspondent aux dimensions du canal utérin et on l'introduit dans la cavité utérine. » Schultze recommande de faire demeurer la patiente au repos absolu pendant huit heures au moins. Après avoir retiré la laminaria, Schultze pratique le lavage de l'utérus avec une solution d'acide phénique. « Il se produit parfois après les lavages, dit Schultze, de faibles hémorragies qui durent plusieurs jours, mais cela ne comporte aucun inconvénient ».

L'année suivante Martineau (1) dans son *Traité clinique* et Atthill (2) dans un article paru dans le *British médical Journal* proscrivent la méthode des injections ;

---

(1) Martineau. Traité clinique des affections de l'utérus et de ses annexes. Paris, 1869, p. 590.

(2) Atthill. On intra-uterine modication. *The British med. Journal.* London, 1879, vol. II, p. 930.

Atthill se basant sur sa propre expérience conclut : « Que les liquides ne doivent jamais être injectés, dans la cavité utérine, à moins que le col n'ait été préalablement dilaté, et que cette forme de médication utérine est peu sûre et sujette à caution ».

En 1880, Tripier (1) appuie de sa grande autorité les injections intra-utérines. « Il n'est pas besoin, dit-il, d'avoir pratiqué souvent les injections intra-utérines, pour avoir la preuve de leur très grande utilité dans les cas où elles ne sont pas employées comme une médication banale à toutes fins, mais où elles répondent à une indication bien définie ».

Depuis, la méthode se généralise de plus en plus tant en France qu'à l'étranger.

Jules Chéron (2) relate la même année deux observations où les injections de salycilate de soude à 10 pour 100 ont donné de bons résultats.

Schwarz (3) de Berlin publie également un mémoire important sur la question et, après avoir constaté le nombre très restreint de fois où on a eu recours aux injections, il fait connaître ses propres vues sur la méthode. Il pense qu'il est préférable d'avoir recours à une méthode

---

(1) A. Tripier. Du traitement des tumeurs fibreuses de l'utérus par une nouvelle classe de topiques. *Thérapeutique médicale*, 1880, p. 289.

(2) Jules Chéron. Des injections intra-utérines de salicylate de soude dans l'endométrite, avec ulcération du col. *Revue medico-chirurgicale des maladies des femmes*. Paris, 1880, p. 164.

(3) E. Schwarz. Zur intra-uterinen therapie. Principien bei intra-uterinen Injectionen und Erfahrungen über diese Behandlungs weise. *Arch. für Gynækologie*. Berlin, 1880, vol. XXVI, p. 245.

ou un modus faciendi simple n'exigeant pas la dilatation préalable du canal cervical. Il recommande de pratiquer à l'aide de la sonde de Bozeman modifiée par Fritsch une abondante irrigation de la cavité utérine, avec une solution phéniquée à 2 pour 100 (suivie d'un curettage si besoin est). Puis, il fait une injection de perchlorure de fer ou de teinture d'iode et prescrit un repos absolu d'au moins 24 heures.

La quantité ordinaire du liquide injecté est d'une seringue de Braun et les injections sont répétées autant de fois qu'il est nécessaire. Dans l'écoulement de nature catarrhale il les préconise tous les 8 ou 15 jours jusqu'à la gérison ou l'amélioration.

Les seules contre-indications que Schwarz reconnaisse, sont les affections inflammatoires aiguës ou subaiguës de l'utérus et de ses annexes, de même que l'imminence de la menstruation.

Sur plus de 200 cas, l'auteur n'a eu à noter que de légers malaises, rarement des vomissements, jamais de syncopes ou de symptômes péritonitiques ; par contre, il signale les douleurs immédiates consécutives. Il attribue à l'irrigation préalable par une solution phéniquée l'excellence de ces résultats. Schwarz conclut que ce traitement ne doit pas seulement être appliqué dans les cas d'hémorragies qui menacent la vie et qui affectent tout l'organisme, mais encore dans les cas d'exsudations anormales, sanguignolentes, séreuses ou purulentes déterminées soit par un simple catarrhe avec ou sans hyperplasie de la muqueuse (hyperhémie chronique simple comme dans les anomalies de position irréductibles), soit par des tumeurs de l'utérus et de ses annexes (fibromyomes, sarcomes, etc.) soit par des rétentions placentaires ; enfin même dans les cas où il n'y a pas de causes déterminées. Lorsqu'il existe une retention ou d'autres formations quelconques faciles à enlever, il faut faire précéder les injections par le curettage.

Carl SCHRŒDER (1) de Leipzig (1881) recommande dans l'endométrite chronique les lavages de l'utérus également à l'aide de la sonde de Bozeman Fritsch : « Il n'est que très rarement besoin de recourir à la dilatation préalable. Lorsque la sonde est placée dans l'utérus, on peu pratiquer à volonté le lavage de la surface interne avec le liquide injecté qui convient à chacun des cas en particulier (liquides astraingents et surtout solutions d'acide phénique) ; l'écoulement du liquide injecté est assuré suffisamment par le canal interne qui entoure la canule. Cette méthode est exempte de dangers, et aucune autre ne l'égale sous le rapport de l'efficacité. »

La même année, CHROBACK (2) de Vienne préconise également l'emploi des lavages avec la sonde Bozeman : il suit la méthode de Schultze en dilatant préalablement le canal cervical si celui-ci n'est pas suffisamment large et il ajoute :

« Ayant toujours pris les précautions nécessaires, je n'ai jamais eu à enregistrer le moindre désagrément ; au contraire j'ai trouvé qu'il suffisait de quelques injections pour faire disparaître les symptômes du catarrhe, pour débar-

---

(1) CARL SCHRŒDER. Handbuch der Krankheiter der weiblichen geschlechtsorgane. Leipzig, 1881, p. 260-263.

(2) CHROBACK. Ueber therapie des Uterus katarrhes. *Wiener medicin. Wochens.*, nº 16, 1881, p. 410-437.

rasser la cavité utérine du mucus et diminuer son étendue, lorsqu'elle a été dilatée par l'engorgement inflammatoire. Au début j'emploie ordinairement l'acide phénique, puis lorsque le nettoyage est parfait, un astringent léger : sulfate de zinc, permaganate de potasse, tannin en solution ».

Le Pr Pajot (1) s'exprime ainsi en 1882 : Les injections intra utérines caustiques ont été employées partout ; nous en avons fait usage nous-même, pendant plusieurs années, avec des modifications d'instruments, tendant à atténuer leurs dangers. Nous devons avouer qu'elles réussissent mieux contre les suintements sanguins que dans le catarrhe ; nous n'avons pourtant jamais vu d'accidents avec ces injections, mais d'autres praticiens, connus comme des hommes prudents et habiles, ont observé des péritonites et même des morts. Nous y avons renoncé depuis longtemps et nous ne conseillons pas d'en user contre le catarrhe ».

En 1884 Atthil (2) de Dublin publie un long travail dans le *British medical Journal* et termine par les conclusions suivantes :

« L'acide phénique, employé dans les proportions d'une partie d'alcool pour deux d'acide, est l'agent le plus sûr et le plus utile de tous ceux qu'on emploie ».

Fritsch (3) de Suttgart (1885) dit en parlant du lavage de l'utérus : « Ce procédé a été introduit et perfectionné

(1) Pajot. Obstétrique et gynécologie. Paris, 1882, p. 571.

(2) L. Atthill. *The British med. Journal*. London, 1884, 29 nov., vol. II, p. 1065.

(3) Heinrich Fritsch. Die Lageverœnderungen die Eutzündungen der Gebœmutter. Stuttgart, 1885.

par Schultze ; le lavage est précédé de la dilatation. Dans les sécrétions catarrales, la première condition de la guérison est d'assurer l'écoulement facile des sécrétions ; il faut donc dilater l'utérus ».

Fritsch ajoute qu'il n'a retiré aucun bénéfice des injections, bien qu'il les ait employées pendant des années ; du reste la méthode offre pour lui d'autres inconvénients ; elle n'est pas applicable à tous les cas, à des femmes pauvres par exemple. Malgré cette condamnation l'auteur la conseille dans le traitement des métrites blennorragiques et il décrit tout au long son modus faciendi : « Pour faire ces lavages, j'emploie avant tout, des solutions de nitrate d'argent de 1 pour 10 à 1 pour 200, et de sublimé à 1 pour 1000. J'ai fait construire une sonde utérine en verre qui existe à des grosseurs variables ; toutes les grandeurs possèdent un bouton également gros qui s'ajuste au tuyau en caoutchouc. L'autre extrémité est percée de plusieurs trous. Lorsque l'utérus est étroit, il faut que la patiente se place dans la position latérale : il faut avoir soin d'introduire et de retirer rapidement et à plusieurs reprises la sonde, afin de ne pas laisser devenir trop forte la pression de l'eau dans l'utérus ; mais lorsque celui-ci est dilaté, on peut prolonger l'irrigation à volonté. L'irrigation ainsi pratiquée, dans l'endométrite blennorragique, est plus rationnelle que l'injection faite avec la seringue de Braun. Dans les cas où l'amélioration s'est fait trop attendre, j'ai fait passer dans la cavité utérine jusqu'à deux litres de liquide afin de la débarrasser le plus possible de l'infection gonococcique et d'arriver à la desquamation de l'épithélium du fond de l'utérus quand il est déjà infiltré.

En 1885, Chroback (1) recommande l'emploi d'une canule à double courant pour prévenir l'égorgement de l'utérus ; il recommande surtout la dilatation préalable du canal cervical pour permettre aux matières coagulées leur facile expulsion au dehors.

Il insiste particulièrement sur les ménagements à prendre en cas de flexion de la cavité utérine. Il condamne comme bien d'autres les injections, lorsque la métrite s'accompagne de lésions annexielles. Chroback est partisan d'injections abondantes.

Dans ses recherches sur l'obstétrique et la gynécologie, le Pr Budin (2) écrit :

« Les injections intra-utérines faites avec de l'eau chaude, avec des liquides antiseptiques ou avec des liquides médicamenteux, peuvent aussi être utiles dans un certain nombre d'affections utérines telles que : métrites purulentes, hémorragies, fibromes en voies de désagrégation. Les sondes sont fabriquées sur une filière et peuvent avoir 5, 7, 9, 11, 13, 15 millimètres de diamètre.

Des sondes plus grosses et des sondes plus petites peuvent également être faites. A la demande de notre excellent maître, le Pr Tarnier, nous en avons fait fabriquer une de 4 millimètres de diamètre.

En 1886, Berry (3) s'exprime ainsi :

---

(1) Chroback. Deutsche chirurgie von Billroth. Stuttgart, 1885, p. 172.

(2) P. Budin. Obstétrique et gynécologie. Recherches cliniques expérimentales. Paris, 1886, p. 674.

(3) D. Berry Hart et A.-H. Frieland Barbone. Traduit par Eugène Crouzat. Paris, 1886, p. 347.

Le traitement intra-utérin est aussi employé sous la forme d'injections faites au moyen d'une seringue qui présente un bec en forme de sonde, pour pouvoir être introduit dans la cavité utérine et un corps de verre gradué comme les seringues hypodermiques, afin que la quantité du liquide injecté soit exactement connue; jamais plus de quelques gouttes; les solutions employées sont celles d'acide phénique, d'acide chromique, de nitrate d'argent et de sulfate de fer ou de cuivre.

Le col doit être bien dilaté pour permettre au liquide de revenir facilement. Pour faciliter aussi le retour du liquide, les seringues ont été construites avec une canule double. L'injection de liquide dans l'utérus en dehors de l'état puerpéral n'est pas sans danger et il est inutile d'y avoir recours pour traiter la cavité utérine; comme moyen curatif dans l'endométrite elle est condamnée par l'opinion générale des gynécologues anglais et américains; en Allemagne, elle est cependant très employée.

Bylicki (1) de Lemberg en 1885, constate les bons effets obtenus par ces irrigations; mais comme l'introduc- de la soude est très difficile dans l'antéflexion, l'antéversion et surtout chez les nullipares dont le col est remonté très haut, il préconise l'emploi de sondes à différentes courbures.

Dans cette même année, Ménière (2) s'exprime ainsi: « Au début de ma carrière médicale, on vantait beaucoup

---

(1) Bylicki. Zur theenic intra-uteriner Auspüllungen inder behandlung von Uteruskatarrhere. *Centralblatt für Gynækologie*, n° 15, 1886, p. 225.

(2) P. Menière. *Gazette de gynécologie*. Paris, 1885-86, p. 198.

et l'on vante encore les injections intra-utérines ; j'y ai donc eu recours un très grand nombre de fois : rarement avec succès et le plus souvent avec aggravation des accidents préexistants.

Je ne veux pas discuter à fond la question... Ce que j'ai constaté 9 fois sur 10, c'est qu'à leur suite, les malades souffrent considérablement et que dans un très petit nombre de cas il y a amélioration des lésions... Je ne conseillerai donc pas de risquer une injection, même pour une affection muco-purulente ».

Voici ce qu'écrit en 1887 Doléris (1) qui se montre également peu partisan des injections intra-utérines :

« L'infériorité de cette méthode, dit-il, consiste dans son infidélité et dans la nécessité de recourir plusieurs fois à son emploi : d'un autre côté, pour être faite avec sécurité elle nécessite la dilatation à chaque nouvelle reprise du traitement, si on ne veut pas s'exposer à des accidents. Elle laisse le champ libre à la fantaisie des médecins en ce qui concerne les topiques à employer.

Enfin, elle est contre-indiquée par ce seul fait qu'il existe des complications inflammatoires autour de l'utérus.

Dans les cas ordinaires, et lorsque je m'y crois autorisé, je n'hésite pas à faire passer 500 ou 600 grammes de solutions antiseptiques et je n'ai point vu d'accidents ; il suffit pour les écarter, que le retour du liquide soit as-

---

(1) Doléris. *Bulletin de la Société d'obstét. et de gynécol.* Paris, 1897, p. 37.

suré, ce que ma sonde dilatatrice réalise parfaitement. Mais de ce que ces lavages peuvent avoir leur utilité et peuvent même guérir des endométrites légères, il ne s'en suit pas qu'elles suffisent à la guérison des formes chroniques et invétérées.

En 1889, Couturier (1) décrit dans sa thèse les irrigations chaudes et intra-utérines faites avec des sondes à double courant, les malades étant dans la position génu-pectorale. Il fait précéder ses lavages de la dilatation préalable de l'utérus.

Hermann (2) (1890) conseille les irrigations intra-utérines dans les métrites chroniques. Leur traitement par des matières médicamenteuses portées sur du coton dans la cavité utérine lui paraît illusoire, parce que le frottement des mèches à travers les parois du col leur enlève les substances dont elles sont chargées.

En 1892, Reverdin (3), de Genève, présente au Congrès de Chirurgie de Paris son dilatateur-irrigateur utérin destiné à remplacer les sondes à double courant. « Les sondes à double courant, dit-il, présentent un inconvénient : Le liquide en retour ramenant des caillots, des débris de placenta, des parcelles de tumeurs, ces instruments risquent de s'obstruer. »

---

(1) Couturier. Dilatation et pansement de la cavité utérine dans le traitement des métrites chroniques. *Thèse*, Paris, 1889.

(2) Hermann. A discussion on corporeal Endometritis, its frequency, diagnosis and treatment. *British medical Journal*. London, 1890, t I, p. 221.

(3) Reverdin. *Congrès français de chirurgie*, 6e session. Paris, 1892, p. 779.

Bacon (1) (1893) fait une étude complète du traitement antiseptique des endométrites. Il ne fait que citer les lavages et les recommande dans les métrites chroni-2 ou 3 mois après l'avortement.

Winckel (2) croit qu'il faut commencer ce traitement par les moyens les plus simples qui suffisent souvent à la guérison. Les plus efficaces de ces moyens sont les lavages intra-utérins journaliers, avec des solutions antiseptiques (*acide phénique, lysol, nitrate d'argent, sulfate de cuivre ou de zinc,* etc...), et au moyen de la sonde de Budin.

Après chaque lavage, la malade doit se reposer 4 à 5 heures et, s'il y a des coliques ou une sensibilité dans les annexes, il est sage de s'abtenir pendant quelques jours des lavages et de ne pratiquer ces derniers qu'à des intervalles de 4 à 5 jours.

Delbet (3), dans le Traité de Chirurgie, s'exprime ainsi : « Dans le traitement des métrites aiguës, tous ou presque tous les gynécologues sont d'avis d'employer un traitement purement symptomatique.

« ... Les traitements dits curatifs des endométrites sont extrêmement nombreux. M. Pozzi les divise en trois grandes classes : l'abstersion antiseptique de l'utérus, la cautérisation intra-utérine et le curettage.

---

(1) Bacon. The antiseptic treatment of endometritis. *New-York Journ. of gynecol. and obstet.*, 1894, vol. V, p. 157 et *American Journal of obstetric*, 1894, vol. XXIX, p. 610.

(2) Winckel. Ueber neuere behandlungsmethode der endometritis. *Münch. med. Wochens.*, 1894, n° 31.

(3) P. Delbet. Traité de chirurgie de MM. S. Duplay et P. Reclus. Paris, 1892, p. 403-404.

Les procédés pour obtenir l'abstersion de l'utérus comprennent les irrigations intra-utérines, le drainage, le tamponnement et l'écouvillonnage.

Les irrigations intra-utérines préconisées par Schultze, se font après dilatation de l'utérus, avec une solution antiseptique faible (eau phéniquée à 2 pour 100). »

Dans sa thèse sur l'état actuel du traitement des métrites, Douriez (1) préconise son traitement éclectique; il associe la dilation, l'écouvillonnage à la teinture d'iode, le drain; puis, deux jours après, injection intra-utérine et un tampon vaginal. Il renouvelle cette pratique 4 fois de deux en deux jours.

En 1897, S. Pozzi (2), dans son *Traité de gynécologie*, 3e édition, recommande dans la métrite aiguë blennorragique de pratiquer la cautérisation intra-utérine au nitrate d'argent ou au chlorure de zinc au 1/20e et de faire des injections intra-utérines au permanganate de potasse à 2 pour 1000, en se servant de la sonde à double courant.

Plus loin, en parlant des irrigations intra-utérines, M. Pozzi les apprécie ainsi : « Ce traitement est tout à fait insuffisant dans les cas invétérés; il paraît devoir être réservé aux cas d'endométrite légère, sans modification profonde de la muqueuse. On fera tous les jours une irrigation d'un demi-litre avec la sonde à double courant,

(1) Douriez. Remarques sur le traitement actuel des métrites. *Thèse*, Paris, 1895.

(2) S. Pozzi. Traité de gynécologie clinique et opératoire, 3e édition. Paris, 1897, p. 222, et *Bulletin de la Société de chir.*, 1890, p. 229.

généralement introduite sans difficulté. S'il est nécessaire, on dilatera le col avec un dilatateur ou avec la laminaire. Quand la guérison tarde par ce moyen simple, on se hâtera d'avoir recours aux cautérisations et au curettage. »

Bumm (1), après avoir expressément insisté sur le besoin de s'abstenir de toute intervention en cas de blennorragie utérine aiguë, conseille les irrigations lorsque l'inflammation est passée à l'état subaigu ou chronique. Il emploie alors des solutions antiseptiques et caustiques, telles que, par exemple, le nitrate d'argent à 1 pour 100 ou l'ichtyol à 3 pour 100, Les lavages intra-utérins pratiqués à l'aide de sondes fines, offrant la garantie d'un libre écoulement du liquide, sont très efficaces.

« Le point essentiel est de faire passer dans l'utérus beaucoup de liquide sous une faible pression et pendant longtemps (15 ou 20 minutes).

« Après bien des tentatives et après avoir souvent changé, j'emploie la plupart du temps, pour ces lavages, des solutions au nitrate d'argent à 1 pour 1000 ou l'ichtyol à 1 pour 100.

« J'ai essayé également l'irrigation permanente, une fois avec l'acide phénique, une fois avec le sublimé ; dans aucun de ces 2 cas, elle n'a pu être supportée, à cause des violentes coliques qui apparurent dès les premières heures. Aussi, m'en suis-je tenu aux lavages et je puis dire que, sauf les cas où les lésions sont trop invétérées,

(1) E. Bumm. Die gonorrhorschen erkrankungen, etc..... Veil Handbuch Gynœkologie, 1898, t. I, p. 515.

ils donnent des résultats vraiment beaux et mènent souvent à la guérison. Cependant, il faut prolonger le traitement, car les gonocoques qui disparaissent dès les premiers lavages reparaissent dès qu'on cesse le traitement.

Les gonorrhées utérines chroniques, dont les sécrétions contiennent de nombreuses cellules épithéliales plates, tapissées de gonocoques, sont celles que les lavages faits avec des solutions faibles influencent le moins. Il faut employer dans ce cas des remèdes beaucoup plus puissants : teinture d'iode, nitrate d'argent à 10 ou 20 pour 100. Cette thérapeutique intra-utérine exige une observation attentive de l'état général et des symptômes locaux. L'apparition de la fièvre le jour du traitement, la sensibilité exagérée de l'utérus doivent conseiller la prudence et l'abandon momentané du traitement. Mais même lorsque les interventions intra-utérines sont bien supportées les lavages ne devront être pratiqués au maximum qu'une fois par jour et les cautérisations plus fortes, au plus une fois par semaine. Il faut laisser aux tissus le temps de se réparer, et il faut que les eschares soient tombées avant d'employer de nouveau les substances caustiques. ».

Enfin Labadie-Lagrave et Legueu (1) dans leur traité de gynécologie s'expriment ainsi à propos des métrites *parenchymateuses :* « Ici (*métrite parenchymateuse*) le traite-

(1) Labadie-Lagrave et Legueu. Traité médico-chirurgical de gynécologie. Paris, 1898, p. 642.

ment doit se proposer de faire revenir sur lui-même un utérus volumineux, c'est-à-dire qu'il doit faire appel surtout aux substances ou aux procédés capables de faire contracter l'organe ou possédant des propriétés résolutives. On emploiera donc les injections intra-utérines très chaudes, les badigeonnages du col ou même de la cavité utérine à la glycérine iodurée (5 pour 100).

II

MANUEL OPÉRATOIRE

Avant de décrire le manuel opératoire que nous avons employé et qui nous parait le plus pratique nous voulons dire quelques mots sur l'opportunité de la dilatation préalable de l'orifice interne du col utérin et sur les différents instruments que les gynécologues ont employés dans la pratique des lavages intra-utérins.

Frantz Riegel de Leipzig, Schultze, qui en Allemagne a préconisé cette méthode, Emmet et Chroback en Autriche sont partisans de la dilatation préalable de l'utérus ; mais d'autres auteurs, tels que Carl Schroeder, de Leipzig, Schwartz, de Berlin, tout en étant partisans des irrigations intra-utérines sont opposés à la dilatation préalable.

Enfin Manfredi, dans sa thèse, (1898) conseille les lavages sans dilatation préalable. Quant à nous, par l'étude des cas que nous avons observés nous arrivons à cette conclusion : qu'il est difficile de tracer une règle de conduite systématique.

Dans la plupart des cas, ou l'orifice interne est assez large pour laisser passer la sonde intra-utérine, ou il se laisse distendre assez facilement pour qu'il soit superflu de recourir à une dilatation préalable.

Quelquefois le contact de la sonde peut occasionner

une légère contraction qui rend ce passage difficile et douloureux; mais le plus souvent la douleur est minime et de très courte durée et la conctration cesse vite. Dans ces conditions, il est inutile de dilater. Mais à côté de ces cas qui sont les plus fréquents, il en existe d'autres où l'on a affaire à des tissus durs et peu élastiques ne se laissant distendre qu'avec beaucoup de difficulté, l'introduction de l'hystéromètre même est très pénible ; dans ces cas la dilatation est non seulement utile mais indispensable : elle permettra en effet l'introduction facile de la sonde, l'écoulement du liquide et évitera les douleurs que ne manquerait de provoquer l'opération pratiquée sans dilatation.

Pour faire cette dilatation, nous avons toujours employé une tige de laminaire. Introduite dans le col utérin douze heures avant l'irrigation elle opère une dilatation suffisante, qui dans la majorité des cas se maintient pendant environ 48 heures et qui rend inutile le renouvellement de cette pratique pour chaque nouveau lavage.

Les gynécologues ont employé différents intruments pour introduire les liquides dans la cavité utérine. Les premiers se servaient de seringues à hydrocèle, de petites seringues à poire et de seringues de Pravaz.

Plus tard, on s'est servi de sondes à double courant. Doléris perfectionna la pratique en employant sa sonde dilatatrice.

Enfin Reverdin présente au Congrès de Chirurgie, en 1892, son dilatateur-irrigateur qui est un instrument plus perfectionné que ceux qu'on employait avant, mais il est un peu volumineux. Cet instrument est modifié par Jayle qui le rend plus mince pour lui permettre de passer facilement dans l'orifice interne du col.

Quant à nous, nous conseillons pour le choix de l'instrument de rechercher les qualités suivantes :

1° Peu de volume, permettant l'introduction facile dans l'orifice interne du col;

2° La sonde doit permettre l'irrigation abondante de la cavité utérine tout en donnant passage librement au liquide pour sa sortie au dehors;

3° Elle doit pouvoir se nettoyer facilement.

4° Dans les cas de déviations utérines la sonde doit avoir une courbure pouvant s'accommoder à la déviation.

Les instruments qui paraissent le mieux répondre à ces conditions sont le dilatateur injecteur de Segond, celui de Jayle, de Doleris, de Collin et, enfin, la sonde de Bozeman. Cette dernière trouve surtout son indication dans les cas de déviations utérines, elle permet, grâce à sa courbure, de s'adapter à celle de l'organe malade et évite ainsi les redressements brusques qui sont très douloureux. Nous les avons employés tous et nous avons pu apprécier les qualités de chacun d'eux.

Pour faire les lavages intra-utérins, voici la façon dont nous procédons et que nous conseillons parce qu'elle nous a donné de bons résultats.

On place la malade dans la position obstétricale. Avant tout autre chose, il est indispensable de se rendre un compte exact de la position du corps de l'utérus et de celle du col dans le vagin. Pour cela, nous pratiquons le toucher vaginal combiné au palper abdominal. Les renseignements que cette exploration nous donne sont très importants à deux points de vue. Par la position du corps de l'utérus, nous pourrons reconnaître les déplacements et les déviations de l'organe et nous pourrons ainsi diriger dans le bon chemin, dans la bonne direction, la sonde intra-utérine. Par la position du col dans le vagin, nous pourrons introduire le spéculum dans la direction et à la profondeur voulues et nous éviterons ainsi les tâtonnements, les fausses routes, les violences sur le col par l'instrument et, enfin, les douleurs que ces manipulations peuvent occasionner.

Ici, nous voulons dire quelques mots du spéculum à cuvette du Dr Vaucaire que nous avons employé.

Cet instrument est composé de deux valves s'articulant très facilement et pouvant s'écarter parallèlement au moyen d'une vis. La valve inférieure est munie à son extrémité extra-vaginale d'une petite cuvette en forme d'entonnoir qui fait corps avec elle ; le liquide qui revient de l'utérus se déverse tout naturellement dans cet entonnoir ; un tube en caoutchouc s'adaptant à l'extrémité inférieure de l'entonnoir conduit le liquide dans un seau placé aux pieds du lit. De cette façon, on évite de placer des bassins qui peuvent gêner les mouvements et l'introduction des instruments, tout en ne courant pas le risque de répandre le liquide sur le lit.

Le spéculum étant en place, le col chargé et bien à découvert, on fait une irrigation abondante du vagin et du museau de tanche avec une solution de sublimé ; pendant cette irrigation on nettoie les parois du vagin et l'orifice externe du col à l'aide de plusieurs tampons d'ouate hydrophile stérilisée qu'on tient au bout d'une pince.

C'est à ce moment qu'il sera nécessaire de pratiquer l'hystérométrie. On se souviendra des renseignements fournis par le toucher et le palper.

Il faudra introduire l'hystéromètre avec douceur dans la direction de la cavité utérine. A aucun moment, il ne faudra forcer, si l'on ne peut franchir l'orifice interne du col et que tout l'organe fuit, on se servira d'une pince à col pour saisir une des lèvres du col, l'antérieure généralement, et on l'attirera doucement vers soi. Grâce à cette manœuvre, l'instrument vaincra l'obstacle et on le poussera jusqu'au fond de l'utérus, qu'on sent assez facilement.

A l'aide d'une pince, on saisit au ras du col l'hystéromètre et on l'extrait, toujours avec beaucoup de douceur; on aura ainsi mesuré la profondeur de la cavité utérine.

Une recommandation très importante, c'est de ne pratiquer cette opération qu'après s'être assuré par un interrogatoire très approfondi et un examen très attentif que la femme n'est pas enceinte.

Une fois la direction et la profondeur de la cavité utérine reconnues, on prend la sonde à laquelle on adapte le tuyau en caoutchouc la faisant communiquer avec le récipient contenant le liquide, on l'introduit dans le vagin, après s'être assuré qu'elle n'est pas bouchée et, immédiatement avant son introduction dans le col, on fait couler le liquide; l'écoulement se continue pendant l'introduction de la sonde pour éviter la pénétration de l'air dans la cavité utérine. On écarte alors les branches de l'instrument s'il y a lieu et on laisse l'opération se poursuivre.

La durée des lavages varie de 5 à 10 minutes ; il est utile de retirer la sonde avant l'écoulement de tout le liquide, en ayant soin de le faire avec lenteur pour irriguer les parties de la muqueuse qui étaient en contact avec les branches de la sonde et qui, par ce fait, étaient soustraites à l'action du liquide injecté. La quantité de ce liquide est de 2 litres environ.

Une fois le lavage terminé, on éponge à l'aide de tampons secs d'ouate stérilisée le peu de liquide resté dans le fond du vagin et on applique un pansement vaginal.

Ce pansement se compose d'un premier tampon de coton hydrophile imbibé de glycérine ichtyolée au 10e ou de glycérine au traumatol au même titre, et d'un second tampon sec.

Ce pansement doit rester en place jusqu'au lendemain.

Selon l'intensité de la métrite, les lavages sont répétés tous les 1, 2 ou 3 jours ; dans quelques cas, ils ont été encore plus espacés, mais dans l'intervalle nous avons prescrit des injections vaginales abondantes et très chaudes, matin et soir, avec la solution de sublimé.

Les différentes solutions médicamenteuses et antiseptiques que nous avons employées pour les lavages intra-utérins sont :

Permanganate de potasse au 1000e ; sublimé corrosif, 1 pour 4000 additionné d'acide tartrique, 1 gramme par litre ; nitrate d'argent, au 1000e ; eau iodée, au 1000e.

Nous verrons au chapitre *Indications* les cas où ces différents agents thérapeutiques trouveront leur emploi.

III

EFFETS DES LAVAGES

Nous allons maintenant passer en revue les différents effets des lavages :

A. On a parlé de la possibilité de perforation des parois utérines au moyen de la sonde ; cette possibilité ne nous paraît pas exister même dans les cas de déviations de l'organe ; d'abord tous les instruments employés ont leur extrémité mousse et arrondie, ce qui leur permet de glisser facilement ; ensuite les parois de l'utérus offrent toujours une résistance suffisante, à tel point qu'il faudrait introduire la sonde avec une très grande violence pour s'exposer au danger de la perforation. Dans les cas d'inflexion utérine très prononcée en employant la sonde de Bozeman à grande courbure et en dirigeant la courbure dans le même sens que l'inflexion utérine qu'on aura reconnue par le toucher, on évitera de blesser la paroi de l'organe.

B. Souvent, à la suite du lavage, les malades accusent des coliques plus ou moins vives ; ces coliques peuvent être très fortes comme aussi ne pas exister du tout ;

elles sont de courte durée ; au bout d'une demi-heure, quelquefois plus elles disparaissent totalement.

C. Chez quelques malades on peut voir à la suite des lavages, en même temps que les coliques dont nous venons de parler, un peu de ballonnement du ventre avec une légère douleur à la palpation ; ces phénomènes ne durent généralement pas longtemps ; selon leur intensité ils peuvent être une indication pour espacer un peu plus les lavages.

D. Les lavages intra-utérins ont une influence sur les règles qui suivent : rarement ils les retardent, le plus souvent ils les font apparaître avec quelques jours d'avance ; dans les deux cas, elles paraissent être plus abondantes que d'habitude, nous avons pu remarquer que dans le cours du traitement les malades dont la menstruation était douloureuse de tous temps, ont vu leurs douleurs menstruelles diminuer et quelquefois disparaître totalement.

E. Généralement à la suite des lavages nous avons observé une exsudation séreuse peu abondante : elle est sans importance et ne se reproduit pas après la cessation du traitement.

IV

INDICATIONS

Dans ce chapitre, nous allons dire quelques mots des différentes variétés des métrites et donner les indications pour l'application du traitement dans chaque variété.

Plus loin, nous publierons quelques-unes des observations que nous avons recueillies. — Nous n'en avons donné qu'un petit nombre pour ne pas nous répéter, car beaucoup d'entre elles se ressemblent. Nous avons seulement choisi un ou deux cas de chaque variété.

Nous donnerons ensuite un tableau des résultats obtenus par le traitement dans 129 cas de métrites.

Sur ce nombre, 103 observations proviennent du service du Pr Berger, à l'hôpital de la Pitié. 26 ont été prises par nous à l'hôpital de Rothschild, dans le service de M. le Dr Weill.

Nous avons appliqué les lavages intra-utérins dans toutes les formes de métrites, nous sommes arrivés à cette conclusion que toutes les variétés de métrites sont justiciables de ce traitement : est-ce à dire que nous devons toujours procéder de la même façon, et que dans tous les cas les lavages seuls suffisent ? Non. Nous allons donc, pour établir les indications pour chacune d'elles, distinguer la variété de la métrite.

Nous allons faire cette distinction, en laissant de côté les cas exceptionnels, par les considérations indiquées dans le tableau suivant :

1° Par la nature étiologique.	Infections gonococciques. Infections vulgaires (suites de couches et d'avortement).
2° Par la nature anatomo-pathologique.	Métrites catarrhales. Métrites glandulaires. Métrites interstitielles et parenchymateuses.
3° Par la nature de l'écoulement.	Muqueux. Purulent. Hémorragique.

NATURE ÉTIOLOGIQUE

Metrites par infection gonococcique.

Nous retrouvons ici deux formes d'infection : *aiguë* et *chronique*.

A. Dans les *infections aiguës*, il y a prédominance des lésions dans le col; mais il peut y avoir également métrite du corps.

Dans cette variété, les lavages avec la solution de permanganate de potasse trouvent leur indication. On arrive ainsi à faire disparaître rapidement le gonocoque, mais il persiste le plus souvent un écoulement muqueux provenant des glandes du col, qu'il est très difficile de faire disparaître ; c'est à ce moment qu'il nous semble indiqué de faire des attouchements de la cavité du col avec des astringents (nitrate d'argent, teinture d'iode, chlorure de zinc, etc.).

B. *Les métrites chroniques d'origine gonococcique* revêtent souvent une forme latente, l'écoulement est peu abondant; quelquefois, il n'y a pas de leucorrhée du tout, elle n'apparaît qu'à l'approche des règles et c'est à ce moment surtout qu'on rencontre le gonocoque.

Le spécifique est encore ici le permanganate de potasse; la durée du traitement est un peu plus longue, mais on obtient quand même les meilleurs résultats.

Métrites par infections vulgaires, consécutives à l'accouchement et à l'avortement.

Dans ces cas, qu'il s'agisse d'une métrite *aiguë* ou d'une métrite *chronique*, c'est la solution de sublimé à 1 pour 4000 que nous avons employée, elle agit beaucoup mieux que le permanganate.

Nous n'avons jamais observé de phénomènes d'intoxication par le sublimé. Les cas que les auteurs ont publiés se rapportent tous à des lavages au sublimé faits avec des solutions généralement plus fortes et surtout pratiquées après l'accouchement; à ce moment, la muqueuse utérine est dans des conditions spéciales tout à fait favorables à l'absorption des poisons.

NATURE ANATOMO-PATHOLOGIQUE

Métrites catarrhales. — Dans cette variété de métrites, les lésions sont surtout superficielles, et elles sont limitées généralement à la muqueuse, c'est pourquoi on les appelle endométrites ; les lavages au sublimé donnent un parfait résultat et ils agissent rapidement.

Métrites glandulaires. — Elles sont surtout localisées aux glandes du col. Les lavages ne peuvent rien dans cette variété, parce que le liquide ne peut pénétrer dans les culs-de-sac glandulaires ; mais le plus souvent, à côté de cette lésion, il y a de l'endométrite du corps, c'est pourquoi nous instituons les lavages, mais ils ne sont pas suffisants ; une fois la muqueuse du corps de l'utérus guérie, il faut agir par d'autres moyens sur le col, en employant des solutions ayant une action plus pénétrante (nitrate d'argent, teinture d'iode). Ces moyens échouent encore souvent ; il faut alors recourir à une ablation des parties atteintes (opération de Bouilly ou de Schroeder).

Métrites interstitielles et parenchymateuses. — Les lavages ne peuvent rien dans ces deux variétés : les parois utérines sont épaissies et tout l'utérus est sensiblement augmenté de volume ; mais l'expérience a prouvé qu'il y a néanmoins une amélioration sensible, la raison en est qu'il y a généralement coexistence d'endométrite (métrite de la muqueuse). Sous l'influence du traitement, nous avons constaté une diminution sensible du volume de l'utérus.

NATURE DE L'ÉCOULEMENT

Écoulement muqueux. — Il est rarement pur, le plus souvent il est mélangé à du pus dans des proportions plus ou moins grandes. Les antiseptiques n'ont pas d'influence sur ces écoulements ; c'est surtout les astringents qu'il faut employer (nitrate d'argent, chlorure de zinc, eau iodée).

Écoulement purulent. — Les sécrétions purulentes se rencontrent surtout dans les endométrites catarrhales, ce sont les cas où les antiseptiques ont le plus d'effet et ils donnent des résultats parfaits.

Écoulement sanguin. — Dans les métrites hémorragiques, nous avons toujours employé les lavages au sublimé. Ils nous ont donné d'excellents résultats dans la majorité des cas.

V

CONTRE-INDICATIONS

Il n'y a pas de contre-indication à l'emploi des lavages intra-utérins dans le cas de *métrite aiguë,* au contraire, il faut les instituer dès la première heure pour empêcher l'envahissement des annexes ; cette considération est encore plus importante quand il s'agit d'une infection gonococcique.

Les *lésions annexielles* (salpingites, abcès pelviens, hématomes) ne sont une contre-indication que si elles sont suppurées ; dans ce cas, il faudra d'abord évacuer le pus et traiter ensuite la métrite par les lavages.

Quand, à la suite du premier lavage, il se produit une *réaction péritonéale* assez intense, il est indiqué d'arrêter les lavages à cause des douleurs qui peuvent être très vives ; il faudra laisser les phénomènes se calmer, puis essayer de reprendre le traitement qui, ordinairement, peut se poursuivre ; nous n'avons pas observé de cas où il a fallu abandonner complètement les lavages.

Les *métrorrhagies* ne sont une contre-indication que si elles ne cessent pas après le premier lavage. A plus forte raison, quand elles sont plus abondantes après les lavages, il faut y renoncer et recourir au curettage de l'utérus.

VI

RESULTATS

Voici maintenant les résultats obtenus par l'application des lavages intra-utérins, au point de vue général et au point de vue spécial.

Au point de vue de *l'écoulement*, nous en avons obtenu, dans la majorité des cas, la disparition complète. Dans quelques cas il a persisté un léger écoulement en blanc d'œuf; dans quelques cas de métrite hémorragique, l'écoulement sanguin a persisté.

Au point de vue des *douleurs*, nous avons remarqué qu'elles ont d'abord été calmées et finalement elles ont complètement disparu.

Nous avons toujours observé, au point de vue de l'*état général*, un relèvement des forces, un meilleur appétit, et la disparition des différents troubles (courbature, faiblesse générale, insomnies, etc.).

Enfin, à l'exception des malades atteintes de métrite aiguë, chez quelques femmes à qui les nécessités de l'existence ne permettaient pas de garder le repos au lit, le traitement n'en a pas moins donné d'excellents résultats, quoiqu'elles aient continué à vaquer à leurs occupations.

Dans les cas de *métrites catarrhales simples* aigues ou chroniques, la guérison est la règle. Nous n'avons relevé aucun insuccès. La durée du traitement varie entre quinze jours et deux mois ; la moyenne est de trois semaines environ.

Dans les cas de *métrites avec déviations utérines* la moyenne de la durée du traitement semble de 4 semaines environ.

Outre le parfait résultat obtenu au point de vue de la métrite, on arrive progressivement et sans violence à redresser l'utérus ; quelquefois, sous l'influence du traitement le redressement est spontané.

Dans les *métrites hémorragiques*, nous avons vu les pertes diminuer progressivement et la guérison a été obtenue au bout de 3 semaines de traitement. Sur les 20 cas que nous avons recueillis nous avons relevé 3 insuccès complets. Les malades ont dû subir le curettage de l'utérus.

Dans toutes les *métrites* accompagnées de *lésions annexielles*, les troubles dus à la métrite ont toujours été enrayés ; quant aux lésions annexielles, tantôt elles sont restées stationnaires (6 sur 45), tantôt elles ont été améliorées (27 sur 45), enfin quelquefois (12 sur 45), elles ont été tout à fait guéries. Il est à remarquer ici que la durée du traitement est un peu plus longue,

Enfin, les malades atteintes *de métrite* en même temps que *d'abcès pelviens* ont dû être opérées d'abord de leur abcès. L'incision du cul-de-sac a été faite et aussitôt après les lavages ont été pratiqués.

Le résultat au point de vue de la métrite a été satisfaisant.

VII

OBSERVATIONS

Observation I

(Due à l'obligeance de M. le Dr Reblaub).

Endométrite gonococcique aiguë.

M. V..., 19 ans, artiste dramatique, se présente le 8 mai à l'hôpital pour des troubles génito-urinaires remontant à une dizaine de jours. A cette époque elle a éprouvé des douleurs pendant la miction et elle a vu en même temps apparaître un écoulement vaginal qui d'emblée avait une coloration verdâtre.

Examen physique. — Rougeur vive du méat urinaire; en l'exprimant on fait sourdre du pus. La vulve est rouge et les orifices des glandes de Bartholin à gauche sont enflammés; en pressant sur les glandes on fait également sourdre du pus. Au spéculum le col se présente boursouflé et rouge, l'orifice est masqué par une sécrétion jaune verdâtre que l'on enlève assez difficilement avec du coton hydrophile; l'orifice apparaît ensuite béant et facilement perméable. Le pus recueilli en différents endroits (urèthre, glandes de Bartholin et col de l'utérus), examiné au microscope, contient de nombreux gonocoques.

Traitement. — 1° Lavages de l'urètre avec la solution de permanganate de potasse avec la sonde à jet rétrograde; 2° injection de la même solution au moyen d'une seringue d'Anel, dans les glandes de Bartholin du côté gauche; 3° lavages intra-utérins avec une solution de permanganate de potasse à 1 pour 2,000.

19 *mai.* — Ce traitement est répété tous les jours pendant 10 jours. Au bout de ce temps, l'uréthrite est complètement guérie, mais l'expression de la glande de Bartholin donne encore une sécrétion séro-purulente. La sécrétion utérine a diminué mais persiste encore.

31 *mai.* — L'expression de la glande de Bartholin ne donne plus rien; la rougeur du col a complètement disparu, mais il persiste une sécrétion muco-purulente. Les lavages intra-utérins sont continués tous les deux jours.

Au bout de 8 jours l'écoulement s'est modifié, il est glaireux et peu abondant.

Plus de douleurs. Les lavages sont continués pendant 2 mois sans arriver à faire disparaître cet écoulement glaireux.

Observation II

Endométrite chronique à gonocoques.

(Due à l'obligeance de M. le Dr Reblaub).

Mme B..., 24 ans, est amenée par son ami, qui à la suite de rapports et dans les délais normaux, s'est vue atteint d'une blennorragie aiguë.

Mme B... prétend n'avoir jamais été malade; depuis quelques années elle a des pertes blanches d'ailleurs assez irrégulières et un peu plus marquées à la fin de la période menstruelle. Les règles sont douloureuses et un peu plus abondantes ces derniers temps; elle n'a jamais éprouvé de douleurs dans le ventre et n'aurait pas eu de mictions douloureuses.

Examen physique. — Les organes se présentent avec leur aspect normal; au niveau du col légère sécrétion muco-purulente recueillie sur une lamelle et soumise à l'examen microscopique qui révèle un grand nombre de micro-organismes au milieu desquels il est impossible de reconnaître un gonocoque.

Nous conseillons des injections vaginales avec une solution de sublimé au millième et prions Mme B... de se représenter au bout de quelques jours pour un nouvel examen ; ce dernier est pratiqué sans succès aussi, ainsi que plusieurs autres faits à différents moments ; ce n'est que dans celui pratiqué immédiatement après les règles (20 juin) qu'on a pu déceler la présence non douteuse du gonocoque dans les globules de pus d'ailleurs assez rares dans les sécrétions.

Mme B... est soumise alors aux lavages intra-utérins au permanganate de potasse, pratiqués trois fois par semaine jusqu'aux règles suivantes

Sous l'influence des lavages les pertes blanches ont complètement disparu. On laisse passer les règles ; plus de sécrétions ; on essaie de faire un examen microscopique sur des débris recueillis en frottant la muqueuse intra-utérine avec une anse de platine, mais le résultat est négatif.

22 *juillet*. — Mme B... est considérée comme guérie et priée de se représenter si elle voyait apparaître de nouvelles pertes blanches.

Revue au mois de décembre (cinq mois après), le résultat est parfait et durable.

Observation III

Métrite hémorrhagique.

A. J..., 34 ans, infirmière. Réglée à 17 ans et toujours régulièrement. Elle a eu un enfant il y a 12 ans (mort au bout de six semaines de diarrhée infantile). Il y a un an et demi, elle a eu une grande hémorragie qui a duré deux mois ; au bout de ce temps elle a subi le curettage. Depuis les règles sont très irrégulières. La malade reste parfois trois mois sans voir et quand les règles apparaissent elles sont abondantes et persistent plusieurs jours. Elles sont précédées de pertes blanches. Enfin au début, douleur dans le côté gauche puis bi-latérale. Amaigrissement et perte d'appétit. Avant la métrorragie actuelle, elle aurait eu des pertes couleur blanc roussâtre(?), elles n'étaient pas très fétides.

État actuel. — 14 janvier 1898. — Pertes rouges, continuelles, abondantes, parfois en caillots. Douleur bi-latérale, profonde, non exaspérée par les mouvements, ni diminuée par le repos.

Pas de température, peu d'appétit (surtout pour la viande), pas de vomissements ni de troubles intestinaux. Pas de troubles urinaires. Urines normales.

Examen physique. — Organes génitaux aspect normal, col légèrement rougeâtre, suintement sanguinolent, utérus mobile.

Traitement. — Lavages intra-utérins au sublimé tous les jours pendant 10 jours.

24 *janvier.* — Les pertes ont beaucoup diminué mais persistent encore. On continue les lavages tous les 2 jours.

3 *février.* — Les pertes ont complètement cessé. On continue les lavages tous les 3 jours.

18 *février.* — Depuis le 3 février, on a pratiqué cinq lavages. Les pertes n'ont pas réapparu ; douleurs disparues : l'appétit et l'état général sont meilleurs ; la malade quitte l'hôpital.

Remarques. — Cette observation est particulièrement intéressante parce qu'elle avait fait songer au cancer de l'utérus. La malade a été revue 2 mois et demi après sa sortie de l'hôpital. Les règles sont régulières. Plus de pertes. État général parfait.

Observation IV

Métrite hémorragique. — Hématome du ligament large droit.

Alexandrine R..., 24 ans, relieuse. Toujours bien réglée. Pas de pertes en temps ordinaire. Toujours bien portante. Deux enfants, l'un il y a quatre ans, l'autre un an après. Accouchements normaux. Aucun accident à la suite.

Malade depuis 15 jours. Début par douleurs très vives dans le côté droit du ventre s'irradiant dans la cuisse, douleurs dans les reins. Elle continue depuis à souffrir. Depuis un mois elle perd en rouge.

État actuel. — 27 septembre 1896. — Pertes abondantes. Douleurs persistantes. Température 38°,6.

Examen physique. — Toucher très douloureux, utérus peu mobile, un peu gros. Col un peu mou repoussé à gauche. *A droite,* tumeur du volume d'un gros œuf, rénitente, non adhérente à la muqueuse, très douloureuse. A gauche, tumeur plus petite, beaucoup moins douloureuse.

Traitement. — Repos au lit et injections chaudes.

28 *sept.* — La température baisse à 37°.

3 *oct.* — Opération. Incision du cul-de-sac. Évacuation de l'hématome. Sonde de Pezzer dans le cul-de-sac pendant 4 jours, puis ablation de la sonde et à partir de ce moment, lavages intra-utérins tous les deux jours au sublimé.

21 *oct.* — Les pertes qui ont diminué progressivement ont complètement disparu ; les culs-de-sac sont simples et normaux, la guérison est parfaite.

Observation V

Métrite chronique et salpingite droite.

Eugénie R..., 26 ans, tapissière. Réglée à 16 ans et depuis régulièrement. Il y a 10 mois, incision du cul-de-sac postérieur pour hématocèle. Depuis quelques mois elle souffre de douleurs abdominales localisées surtout à droite, des pertes blanches sont survenues et elle se présente à l'hôpital le 7 novembre 1897.

Examen physique. — Utérus en place et très mobile. On sent les annexes du côté droit volumineux. On les sent un peu à gauche, col rouge et un peu gros, laissant échapper un suintement purulent. La cavité utérine mesure 6 centimètres et demi.

Traitement. — Dilatation et lavages intra-utérins, 3 fois par semaine pendant 2 mois, puis une fois par semaine pendant un mois et demi.

Résultat. — Elle quitte l'hôpital le 27 février.

Elle n'a plus de pertes du tout. Elle ne souffre plus. La masse latérale droite a complètement disparu, le col a son aspect normal et plus d'écoulement du tout.

Observation VI

Métrite chronique avec salpingite double.

Marguerite C..., 30 ans, lingère. Réglée à 16 ans. Règles régulières. Toujours bien portante, à l'âge de 22 ans, fausse couche de 2 mois, elle reste alitée un mois pour accidents.

Depuis règles douloureuses, pertes blanches.

État actuel. — 22 juillet 1898. — Depuis 15 jours la malade souffre beaucoup du côté gauche. Elle n'a pas eu ses règles depuis deux mois. Pertes blanches abondantes.

Examen physique. — *Palper.* A gauche on sent une grosse tumeur, à droite on sent les annexes. *Toucher.* Utérus peu mobile en position d'antéversion normale. *A droite,* cul-de-sac souple ; mais en abaissant fortement la paroi abdominale on sent une tuméfaction à côté de l'utérus et en contact du bord utérin. *A gauche,* tumeur semblable mais plus volumineuse et se rapprochant davantage de la paroi vaginale.

Le col est un peu gros et l'orifice est masqué par une sécrétion muco-purulente.

Traitement. — Dilatation préalable du col utérin. Lavages intra-utérins au sublimé répétés tous les deux jours.

Résultat. — Amélioration notable. Les sécrétions disparaissent progressivement et finissent par disparaître totalement, les douleurs également. Les masses annexielles ont diminué dans des proportions considérables. La malade quitte l'hôpital le 21 août. en très bon état.

Observation VII

Métrite du col.

Jeanne R..., 21 ans, domestique. Réglée à 16 ans. Règles toujours régulières. Pas d'enfants, pas de fausses couches. Il y a 2 ans érysipèle de la face, puis chlorose.

A ce moment, règles moins abondantes et légèrement irrégulières.

Pas d'antécédents bacillaires.

Pas d'antécédents gonococciques appréciables.

Pertes blanches abondantes depuis la chlorose.

Début de la maladie. — Il y a quatre semaines la malade commence à souffrir du ventre; les douleurs augmentent progressivement.

État actuel. — 9 déc. 1897. — Douleur latérale droite sans irradiations, un peu étendue et non localisée à un point. Pertes blanches abondantes. Pas de troubles digestifs, pas de troubles nerveux, pas de température.

Examen physique. — Col tuméfié, volumineux, rougeâtre, position et rapports normaux. Utérus mobile. Rien dans les culs-de-sac. Hystérométrie, 7 centimètres.

Traitement. — Dilatation du col et lavages au sublimé tous les 2 jours. Sous l'influence du traitement, les douleurs et l'écoulement ont progressivement diminué.

Résultat. — Elle quitta l'hôpital le 6 janvier 1898.

Elle n'a plus de pertes blanches, plus de douleur. Le col a l'aspect et le volume normaux, seulement il s'en échappe quelques sécrétions en blanc d'œuf.

Observation VIII.

Endométrite intense. — Légère salpingite droite. — Rétroversion adhérente.

Jeanne B..., 27 ans, demoiselle de magasin.

Réglée à 16 ans, toujours bien réglée. Toujours bien portante. Accouchement il y a 4 ans, normal. Il y a 15 mois, métrite intense. Curetage. Depuis plusieurs mois pertes blanches, douleurs abdominales surtout à droite, règles assez régulières, douloureuses.

État actuel. — 27 octobre 1897. — Douleurs à droite, pertes blanches abondantes. Pas d'autres troubles.

Examen physique. — Utérus volumineux, en rétroversion pas mobile; à droite, annexes un peu gros douloureux. Col gros rougeâtre, écoulement purulent.

Traitement. — Lavages tous les 2 jours au sublimé sans redressement, ni dilatation.

14 *novembre.* — L'utérus s'est mobilisé.

L'écoulement et la douleur sont un peu moindres.

5 *décembre.* — Utérus tout à fait mobile, diminué de volume, annexes droites diminuées de volume, écoulement léger et peu de douleurs.

23 *décembre.* — Plus de douleur, ni de pertes. L'utérus a l'aspect et le volume normaux. La tuméfaction des annexes droites est disparue. On place un pessaire de Hodge.

La malade revient tous les 15 jours. On pratique chaque fois un lavage. Le pessaire est abandonné au bout de 6 mois.

Résultat parfait et durable.

Observation IX

Endométrite catarrhale simple.

Louise D..., 22 ans, cuisinière.

Réglée à 15 ans, toujours régulièrement, a toujours perdu en blanc, même avant d'être réglée. Il y a 3 ans, pertes couleur blanc-verdâtre. Pas de douleurs pour uriner. Il y a 2 ans, pertes rouges pendant 10 jours (sang et caillots). Règles assez régulières, pas de retards. Au mois de décembre 1896, douleurs de reins et du ventre surtout à gauche. Depuis elle perd toujours abondamment en blanc et elle souffre de façon intermittente; les injections vaginales la calment peu. On lui conseille le curetage de l'utérus, c'est pourquoi elle entre à l'hôpital (9 octobre 1897).

Examen physique. — Utérus de volume normal, mobile et en position normale. Col un peu rouge. *Rien dans les culs-de-sac.*

Traitement. — Lavages intra-utérins au sublimé tous les 2 jours.

Résultat. — 31 octobre. — Sous l'influence du traitement, les douleurs et les pertes diminuent progressivement pour disparaître complètement au bout de 3 semaines.

Revue deux mois après : résultat durable.

Observation X

Métrite hémorragique. — Salpingite.

Jeanne P..., 22 ans, couturière.

Réglée à 15 ans et toujours régulièrement. Il y a 3 mois elle a subi le curettage pour une métrite, elle a été bien pendant un mois, mais depuis 2 mois elle souffre beaucoup du ventre. La douleur est bi-latérale, elle a des pertes rouges abondantes (sang et caillots). Ces pertes diminuent pendant quelques jours pour augmenter de nouveau.

État actuel. — 11 août 1897. — Douleur des deux côtés du ventre. Pertes légères en rouge.

Examen physique. — Toucher douloureux. Utérus mobile, A gauche, tumeur bien nette du volume d'un petit œuf, douloureuse.

A droite, empâtement sans tumeur. Suintement sanguinolent par l'orifice utérin, cavité utérine 6 1/2.

Traitement. — Lavages au sublimé tous les 2 jours.

24 août. — Les pertes de sang ont complètement cessé; la tumeur a sensiblement diminué et les douleurs sont calmées. On continue les lavages.

6 *septembre.* — Les pertes ne se sont plus reproduites, les douleurs ont disparu, il persiste un peu d'empâtement à droite.

Résultat. — Elle quitte le service au bout de 28 jours de traitement, guérie.

Vue 2 mois après, la guérison est constante.

Observation XI

Métrite hémorragique et salpingite. — Curettage.

Maria D..., 24 ans, domestique.

Réglée à 18 ans. Anémique. Mariée à 22 ans. Pas d'accouchements ni de fausse-couches.

Depuis son mariage la malade souffre du ventre; elle a eu des pertes blanches.

Les règles sont abondantes et durent des mois entiers; en même temps elle a de fortes douleurs qui l'obligent à garder le lit.

État actuel. — 22 août 1897. — Depuis huit jours la malade perd un peu moins et les douleurs sont moins fortes. Toucher excessivement douloureux. Examen impossible sans chloroforme.

Examen physique. (24 avril) — Utérus mobile d'avant en arrière, peu latéralement. Annexes du côté gauche sont sentis dans le cul-de-sac antérieur; ceux du côté droit dans le cul-de-sac postérieur; ils sont un peu gros. Col de l'utérus rouge, l'orifice en est punctiforme, saignant facilement.

Traitement. — Dilatation et lavages au sublimé, tous les jours.

22 *mai.* — Douleurs ont beaucoup diminué, mais la métrorragie persiste. La malade s'affaiblissant et ne retirant aucun avantage au point de vue de l'hémorragie on a recours aa curettage. L'opération est faite le 25 mai. On continue les lavages.

Immédiatement après le curetage, l'écoulement sanguin diminue notablement et progressivement pour disparaître totalement au bout de 7 jours.

La malade quitte le service le 9 juin.

Depuis 8 jours elle ne perd plus du tout.

Observation XII

Métrite chronique avec anteflexion.

Marie G..., 28 ans, employée de commerce.

Réglée à 17 ans et toujours régulièrement; règles un peu douloureuses et durant 3 jours. Mariée depuis 6 ans, a eu un enfant il y a 4 ans et une fausse couche il y a un an. Depuis cette fausse couche elle a commencé à perdre en blanc; l'écoulement est plus abondant aux approches des règles.

Ces dernières sont devenues plus douloureuses, plus rapprochées et prolongées (5 jours au lieu de 3). En dehors des règles elle éprouve des douleurs intermittentes et assez vives dans le bas-ventre et surtout du côté gauche. Elle a une sensation de pesanteur au bas-ventre et de fréquentes envies d'uriner.

Examen physique. — 3 mars 1898. — Les parties génitales ont leur aspect normal. Au palper combiné au toucher on constate une antéflexion très marquée, l'utérus est un peu augmenté de volume, mobile, les culs-de-sac sont libres, la pression au niveau du cul-de-sac gauche est un peu douloureuse. Le col est un peu gros, rougeâtre, la lèvre antérieure un peu boursouflée, l'orifice est béant et laisse échapper un écoulement muco-purulent, l'hystéromètre flexible est un peu recourbé et introduit assez facilement, la cavité utérine mesure 7 centimètres 1/2.

Traitement. — Lavages intra-utérins au sublimé sans dilatation préalable, tous les 2 jours pendant 2 semaines. Au bout de ce temps les règles sont survenues avec 5 jours d'avance ; elles n'ont pas été douloureuses, elles ont duré 5 jours. On reprend les lavages 2 fois par semaine pendant 2 mois. Pendant ce temps les règles sont survenues 2 fois toujours sans douleur, mais toujours un peu plus abondantes que d'habitude. Plus de douleurs dans l'intervalle des règles.

20 *mai.* — Depuis 15 jours la malade n'a plus perdu du tout en blanc. L'utérus est revenu sur lui-même, la cavité mesure 7 centimètres, il est parfaitement redressé.

La malade est revue en juillet 1898 ; la guérison s'est maintenue.

STATISTIQUE DE 129 CAS DE MÉTRITES TRAITÉES PAR LES LAVAGES INTRA-UTÉRINS

Catégorie	Résultats	
Métrites simples aiguës et chroniques. . . 21	17 Résultat parfait et durable.	
	4 Résultat satisfaisant. Il persiste un léger écoulement glaireux.	
Métrites hémorragiques. 24	20 Résultat parfait et durable.	
	4 Résultat nul.	
Métrites avec lésions annexielles. 45	Résultat parfait au point de vue de la métrite. .	12 dont les lésions annexielles ont guéri.
		27 dont les lésions annexielles ont été améliorées.
		6 dont les lésions annexielles sont restées stationnaires.
Métrites accompagnées de déviations utérines. 20	Résultat parfait.	
	Les déviations ont été corrigées et l'organe a été maintenu par des pessaires.	
Métrites avec abcès pelviens. 19	Résultat parfait.	
	Il a fallu en outre pratiquer l'incision du cul-de-sac.	

VIII

CONCLUSIONS

I. — Les lavages intra-utérins pratiqués avec les précautions que nous avons indiquées, et suivant la méthode décrite, constituent une opération simple, sans danger et évitant souvent l'immobilisation à la malade.

II. — Ces lavages sont quelquefois, mais exceptionnellement, suivis de coliques utérines plus ou moins fortes, d'une exsudation séreuse de peu de durée, d'une très légère réaction péritonéale, de ménorragies plus ou moins abondantes ; ces phénomènes sont toujours de peu de gravité.

III. — Toutes les variétés de métrites simples, aiguës et chroniques, sont justiciables du traitement par les lavages intra-utérins.

IV. — Les lésions concomitantes des annexes ne constituent une contre-indication à ce traitement que si elles sont suppurées. En pareil cas il est nécessaire de faire au préalable l'évacuation du pus ; le traitement de la métrite par les lavages intra-utérins doit suivre immédiatement.

V. — Les métrorragies sont dans la majorité des cas influencées favorablement par ce traitement ; elles cessent ou s'atténuent ; rares sont les cas dans lesquels le curettage de l'utérus devient nécessaire.

VI. — Les résultats obtenus par ce traitement sont constants. Les écoulements purulents, les douleurs et les troubles de l'état général disparaissent, les lésions concomitantes (déviations utérines, lésions non suppurées des annexes) s'améliorent, voire même peuvent guérir.

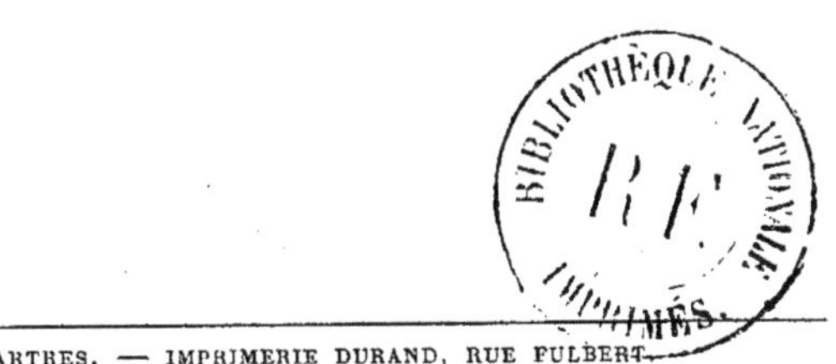

CHARTRES. — IMPRIMERIE DURAND, RUE FULBERT.

www.ingramcontent.com/pod-product-compliance
Ingram Content Group UK Ltd.
Pitfield, Milton Keynes, MK11 3LW, UK
UKHW020329220726
13923UKWH00003B/1447